AF265650

DE L'EMPLOI

DE LA

GALVANOCAUSTIQUE

DANS LE TRAITEMENT

DE QUELQUES AFFECTIONS DES VOIES URINAIRES

La galvanocaustique est l'escharification des tissus au moyen du galvanisme. On opère cette escharification de deux manières : soit en décomposant les tissus chimiquement, c'est la galvanocaustique chimique ; soit en élevant suffisamment la température d'une électrode de platine pour les détruire comme avec le cautère actuel, c'est la galvanocaustique thermique.

Je me propose, dans ce travail, de faire connaître les différents instruments que j'ai fait fabriquer pour l'emploi de la galvanocaustique chimique et thermique dans le traitement de quelques affections des voies urinaires.

GALVANOCAUSTIQUE CHIMIQUE

La galvanocaustique chimique a été employée dans le traitement des rétrécissements de l'urèthre par G. Krussel (de Saint-Pétersbourg), MM. Wertheimber, Mallez et Tripier. Ces chirurgiens ont obtenu la cure des rétrécissements de l'urèthre en

1872

employant comme électrode agissant sur les tissus une tige métallique terminée par un cylindre ou un cône d'argent introduit dans la coarctation, et mise en rapport avec le pôle négatif d'un appareil électrique disposé *ad hoc*.

J'ai pensé à traiter certains rétrécissements en faisant sur un de leurs points une cautérisation linéaire suivant l'axe du canal ; en un mot, j'ai cherché à remplacer l'uréthrotomie interne par la section résultant de la chute d'une eschare linéaire.

Pour obtenir ce résultat, j'ai fait fabriquer plusieurs instruments que je vais faire connaître.

Les figures 1 et 2 représentent mon premier instrument demi-grandeur.

La figure 1 représente la coupe de l'instrument. Il se compose d'une tige cylindrique creuse d'argent T, terminée par un renflement A, au-dessous duquel est fixée une lame d'or L. Cette tige métallique est maintenue dans un manche d'ivoire M, et fixée au moyen d'une vis de pression V. Toute la portion de la tige extérieure au manche est recouverte d'un tissu de soie gommé C. L'arête extérieure de la lame est seule découverte, l'électricité devant agir sur les tissus suivant sa ligne de contact.

La figure 2 représente l'instrument tel qu'il est.

Les figures 3 et 4 représentent la coupe et l'extérieur de l'extrémité de l'instrument de grandeur exacte. La lame L est d'or.

Les figures 5 et 6 représentent la coupe et l'extérieur de l'extrémité d'un instrument établi sur les mêmes principes, mais légèrement coudé, afin de faciliter son introduction. La lame L est de platine.

La figure 7 représente un petit cylindre de tissu de soie gommé A, monté à charnière B sur une tige plate C, terminée par un crochet D. Ce petit cylindre est destiné à glisser sur la

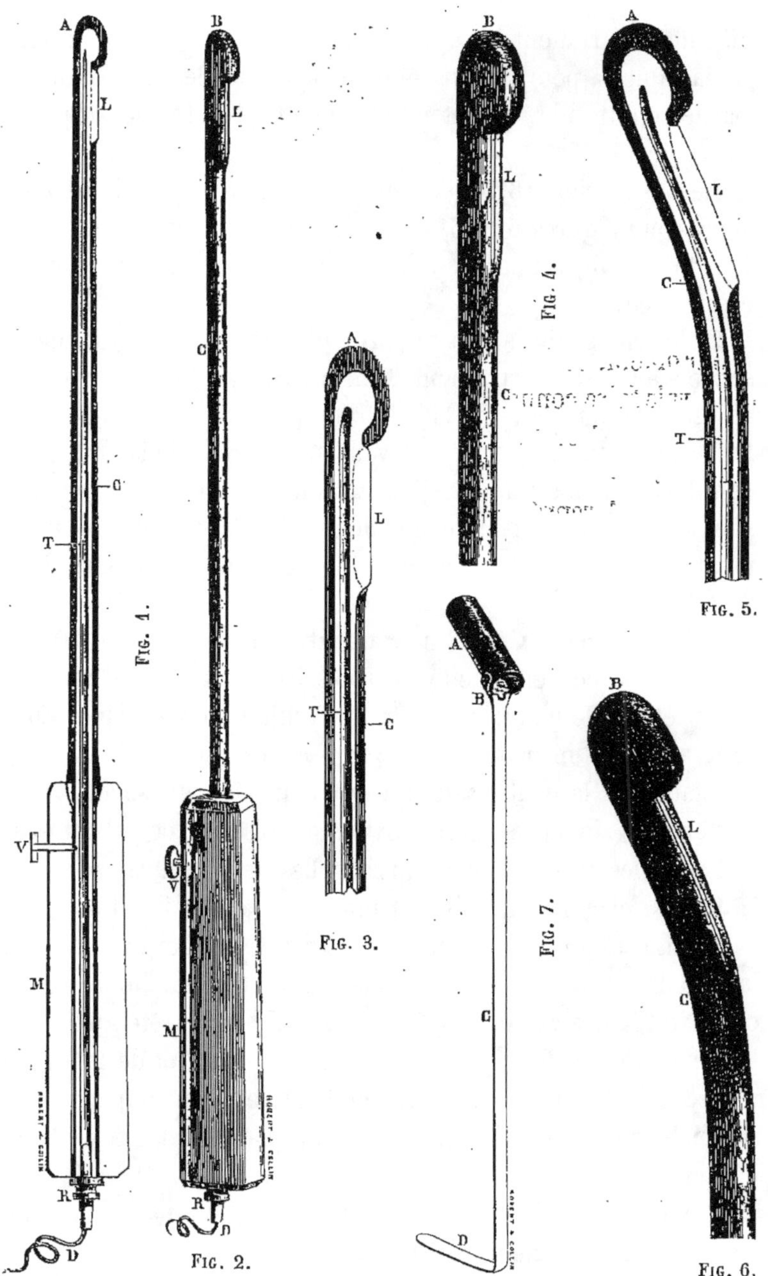

A
B
L
L
C
T
G
T
V
M
R
D
FIG. 1.

B
L
C
V
M
R
D
FIG. 2.

A
L
T
C
FIG. 3.

B
L
FIG. 4.

A
L
C
T
FIG. 5.

A
B
C
D
FIG. 7.

B
L
C
FIG. 6.

tige de l'instrument, et à venir recouvrir une partie déterminée de la lame L, pour s'opposer au passage de l'électricité dans cette partie; en un mot, à limiter exactement l'étendue de la lame qui doit agir.

Le 20 février 1870, j'ai employé avec succès l'instrument représenté figures 5 et 6, pour cautériser un rétrécissement de l'urèthre qui s'opposait à la guérison d'une fistule s'ouvrant au périnée.

L'électricité altérant assez promptement le tissu gommé, j'ai songé à avoir des instruments faciles à réparer. J'ai pris une tige creuse d'argent A; je l'ai introduite dans un explorateur à boule de gomme B, et en enlevant une portion de la gomme suivant l'axe de l'instrument, j'ai fait une fenêtre (ovale très-allongée) mettant à nu la tige métallique A. J'ai recouvert l'instrument d'un tube de caoutchouc G, également fenêtré (fig. 8, 9 et 10).

J'ai employé deux fois l'instrument représenté figure 10, pour cautériser avec l'électricité un rétrécissement fibreux annulaire de l'urèthre. Je n'ai pas obtenu de résultat bien marqué. En faisant avec cet instrument des expériences sur un lapin, j'ai constaté que la cautérisation avait lieu plus en surface qu'en profondeur. Je pense qu'il convient de réserver ce galvano-cautère pour les cautérisations superficielles de l'urèthre.

Je suis revenu alors aux instruments à lame saillante.

Les figures 11 et 12 représentent des tiges d'argent avec une lame d'or. On les recouvre d'une gaîne de caoutchouc, comme on le voit figure 13, de manière à laisser à nu l'arête saillante de la lame. Une saillie sphérique faite avec du fil et de la cire est placée à l'extrémité postérieure de la lame, pour empêcher l'instrument de dépasser le rétrécissement quand la lame s'y trouve engagée.

L'extrémité de la tige, figure 12, porte un pas de vis pour y ajuster une bougie conductrice.

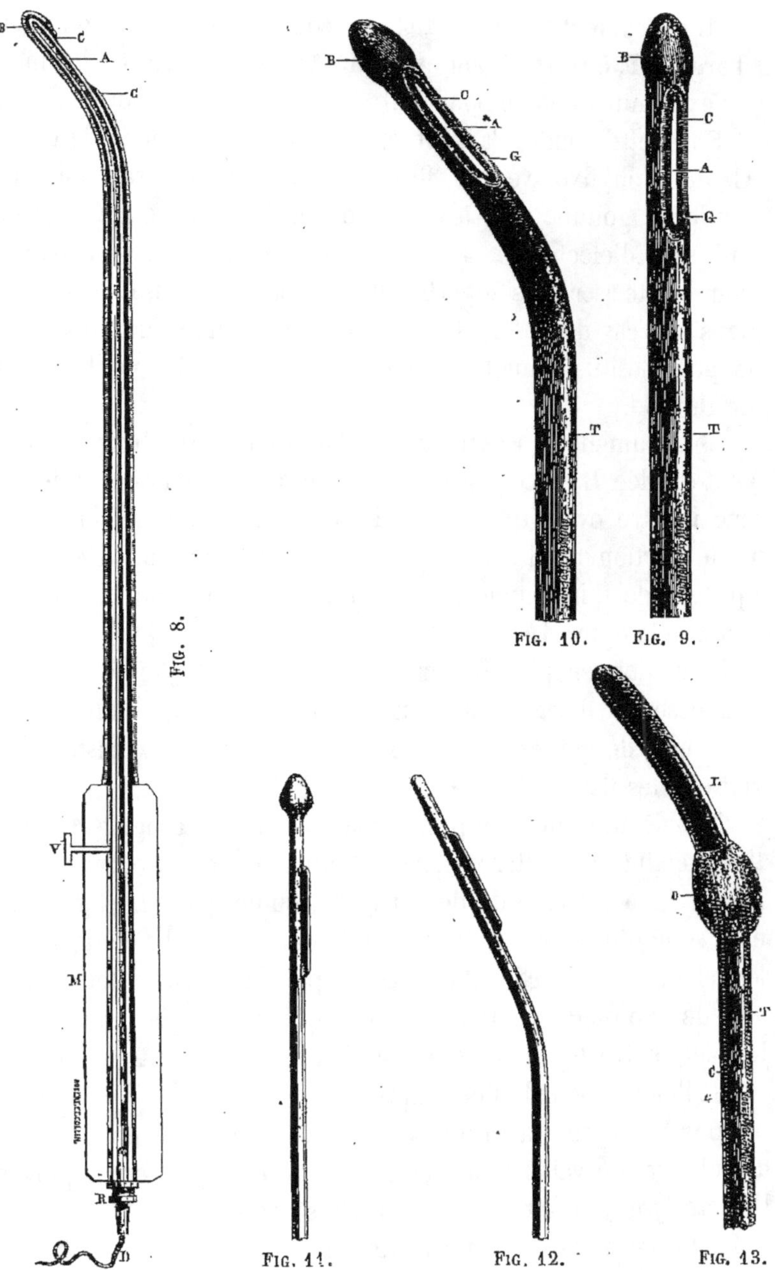

B
C
A
C
FIG. 8.
V
M
R
D
B
O
A
G
T
FIG. 10.
B
C
A
G
T
FIG. 9.
FIG. 11.
FIG. 12.
L
O
T
C
G
FIG. 13.

L'instrument, figure 14, se compose d'une sonde creuse d'argent T, ouverte à son extrémité O pour l'entrée de l'urine, et à l'extrémité opposée pour l'introduction du rhéophore R.

Sur cette sonde d'argent on fait glisser une sonde de gomme C, que l'on fixe avec du fil en B. Une fenêtre ovale faite à la sonde de gomme met à nu la portion F de la sonde d'argent, qui sert d'électrode. J'ai employé deux fois cet instrument pour cautériser très-superficiellement la muqueuse prostatique, dans un cas de spermatorrhée. La sonde était en rapport avec le pôle positif d'une batterie composée de quatre petits couples de Bunsen.

L'instrument représenté figure 15 se compose d'une tige d'argent coudée B, recouverte d'un tube de caoutchouc C, portant une fenêtre ovale qui met à découvert la tige métallique en O. Cette portion de la sonde sert alors d'électrode. L'extrémité opposée de l'instrument est semblable à celle de l'instrument représenté figure 14.

Pour donner plus de fixité à la fenêtre O, j'ai fait adapter à une sonde d'argent à courbure moins brusque une double enveloppe de gomme et de caoutchouc, comme aux instruments représentés figures 9 et 10.

J'ai fait fabriquer un petit appareil représenté figure 16, destiné à établir et à interrompre instantanément le courant galvanique. Il se compose de deux bagues réunies par une tige plate, et portant d'un côté un disque, et de l'autre un tube conique dans lequel s'engage le rhéophore. On le place sur l'indicateur recouvert de soie ou de caoutchouc, et il suffit d'appuyer le disque sur la plaque B (fig. 14) pour établir instantanément le courant, ou de l'élever pour l'interrompre.

Pour pratiquer la cautérisation linéaire du col de la vessie, dans les cas de valvules musculaire et prostatique, en employant l'électrolyse, j'ai fait faire plusieurs instruments.

La figure 17 représente l'extrémité de mon premier instrument. Il se compose d'une tige d'argent coudée **T**, portant dans sa concavité une lame de platine de même courbure. Un tube

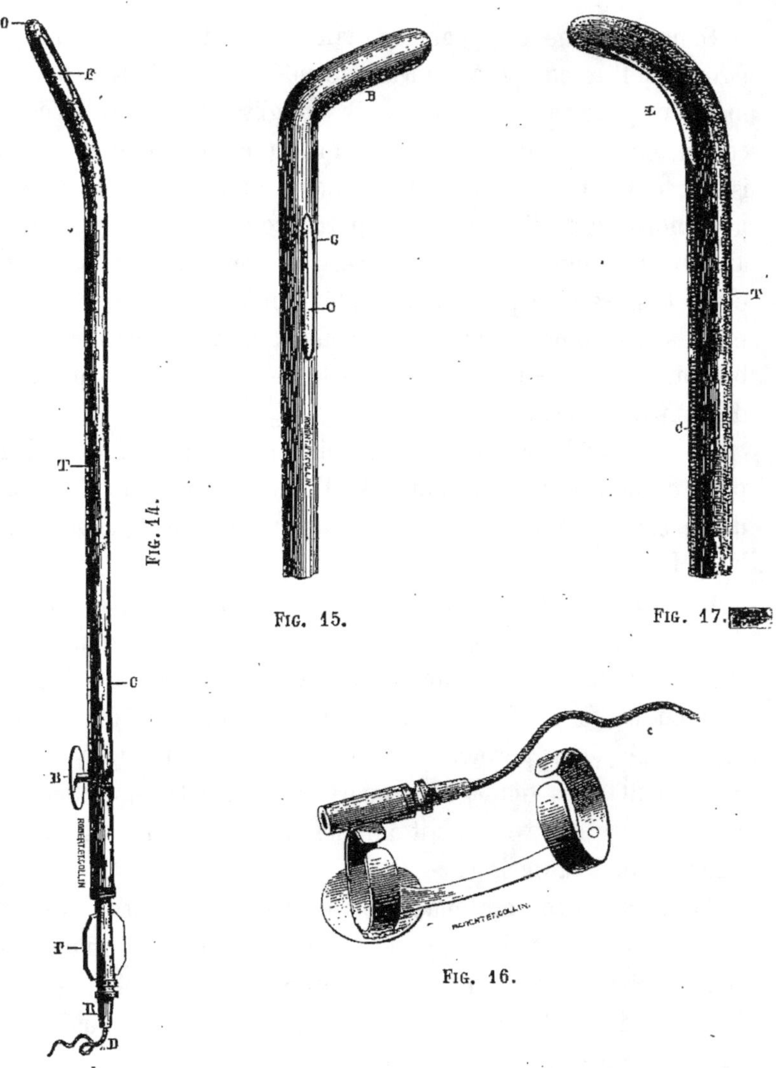

FIG. 14.

FIG. 15.

FIG. 16.

FIG. 17.

de caoutchouc, fermé à son extrémité, recouvre la tige d'argent pour l'isoler, et a été fendu dans une étendue suffisante pour laisser passer la lame L. Cet instrument, ainsi que ceux représentés figures 9, 10, 11, 12, 13, se monte sur le manche d'ivoire M (fig. 1 et 2).

Dans le même but, j'ai fait faire un instrument représenté figure 18. Il se compose d'un tube coudé A, ouvert dans toute sa longueur pour recevoir une tige B, qui glisse dedans et le remplit complétement. Cette tige porte dans toute son étendue une tige isolée, qui se termine par un appendice T, venant se loger dans une mortaise pratiquée dans la partie coudée de la canule A. Un anneau V, muni d'une échancrure et tournant sur la canule, permet, suivant la position qu'on lui donne, de retirer complétement la tige B, ou d'en limiter la course, au moyen de deux petits boutons P. Les deux tiges E et G se montent sur les rhéophores de l'appareil galvanique.

La figure 20 représente la tige de l'instrument. Elle se compose d'une canule extérieure B, d'une tige centrale T, séparée de la canule B dans toute son étendue par une couche isolante I.

La figure 19 représente l'instrument fermé, tel qu'on l'introduit jusque dans la vessie, en le manœuvrant comme une sonde coudée ordinaire. L'instrument doit être recouvert d'un tube de caoutchouc fermé à son extrémité et fendu dans une étendue déterminée, pour permettre la course du tenon T.

En mettant la tige E en rapport avec un pôle, et la tige G en rapport avec l'autre, on fait agir les deux courants sur la partie que l'on veut cautériser.

Pour cautériser profondément les barrières uréthro-vésicales avec un seul pôle, je viens de commander un instrument très-simple. Il se compose de deux demi-cylindres métalliques réunis à queue d'aronde, et glissant l'un contre l'autre. La branche mâle doit être garnie à son extrémité M avec du caoutchouc durci, de manière à l'isoler de tous les côtés, en exceptant la presque totalité de son bord convexe. L'instrument étant recouvert d'un tube de caoutchouc fermé en B, et n'ayant qu'une ouverture lon-

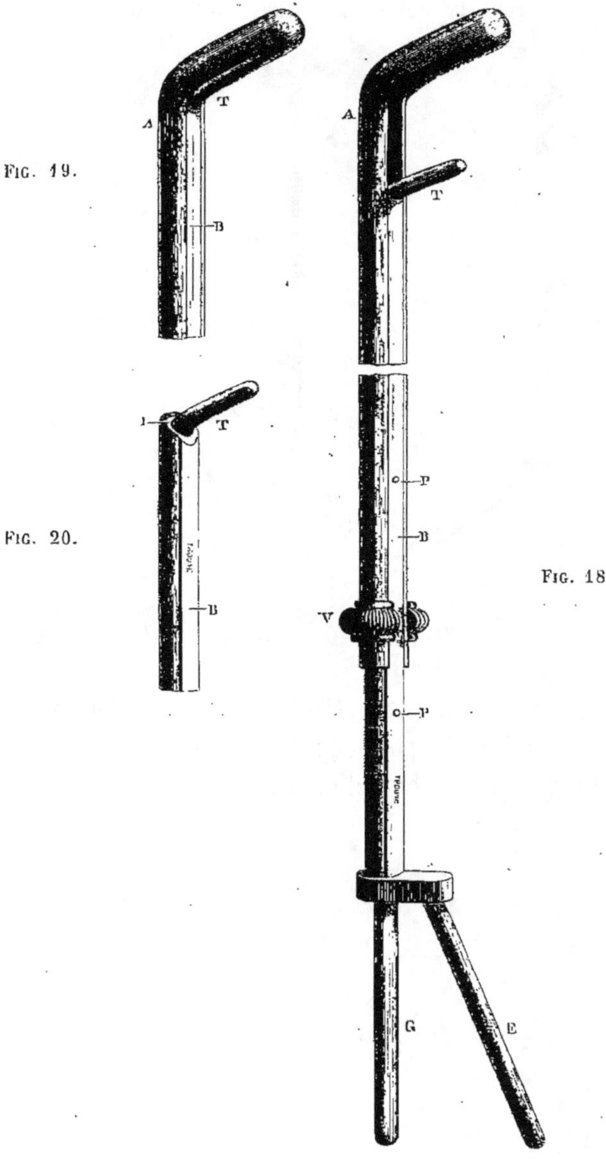

FIG. 19.

FIG. 20.

FIG. 18.

gitudinale pour laisser l'extrémité M se mouvoir dans une certaine étendue, on l'introduit fermé dans la vessie, comme on le voit figure 21 ; on saisit le col dans l'instrument ouvert, (fig. 22);

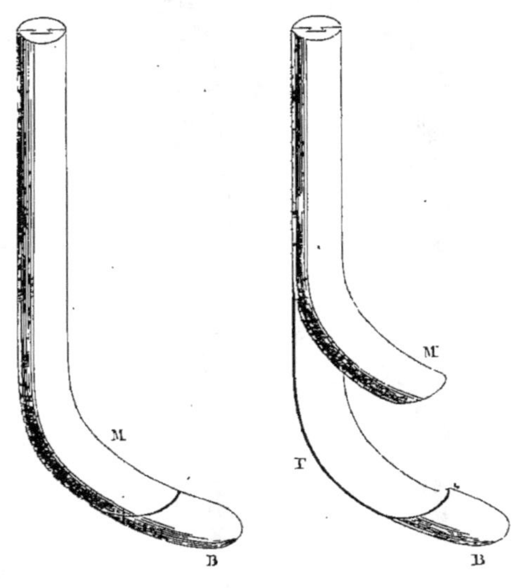

Fig. 21.   Fig. 22.

mettant alors au périnée une électrode de charbon en rapport avec le pôle positif, et le pôle négatif en rapport avec les deux branches de l'instrument, on obtiendra une cautérisation linéaire du col.

GALVANO CAUSTIQUE THERMIQUE

La galvano caustique thermique a été employée pour le traitement des rétrécissements de l'urèthre par Leroy (d'Étiolles) père et Middeldorpf. Ces deux chirurgiens ont opéré en agissant sur toute la stricture. J'ai pensé à traiter *certains* rétrécissements de l'urèthre en pratiquant une cautérisation linéaire sur un point déterminé. Pour obtenir ce résultat, j'ai fait fabriquer l'instrument représenté figures 23, 24, 25.

Il se compose d'une canule d'argent B, dans laquelle on introduit une tige E terminée par une lame de platine L se découvrant dans l'ouverture longitudinale C faite à la canule. La lame de platine L est fixée, en 1, à la canule E, et en 2, à une tige centrale de cuivre séparée de la canule E par une couche isolante. La tige centrale est en rapport avec l'appendice H, et la canule E avec l'appendice H', qui se montent sur les deux rhéophores d'une pile électrique. Quand l'appareil est mis en action, la lame L devient rouge blanc.

Pour se servir de cet instrument, on introduit d'abord dans l'urèthre et jusque dans la vessie un conducteur de baleine, puis on glisse dessus la canule B recouverte d'un tube mince de caoutchouc, et on l'arrête de façon que le rétrécissement se trouve dans l'échancrure C. On remplace le conducteur de baleine par le galvano-cautère figure 25, et l'on monte les appendices H et H' sur les rhéophores de l'appareil électrique. Tout étant ainsi préparé, on plonge la pile dans le bain, et l'opérateur, imprimant des mouvements de va-et-vient au galvano-cautère chauffé à blanc, sectionne la stricture.

La petite saillie S de la tige E, venant butter contre l'anneau A, limite la course du galvano-cautère. L'opération terminée, on retire la pile du bain et l'instrument de l'urèthre.

J'ai pensé qu'on pourrait employer avantageusement la galvano caustique thermique dans le traitement des valvules musculaire et prostatique du col vésical. Mon but a été de remplacer la section du col pratiquée avec l'instrument tranchant, et souvent suivie d'hémorrhagie, par la section au moyen du galvanisme, sans écoulement sanguin.

Pour pratiquer cette opération, j'ai fait fabriquer plusieurs instruments. La figure 26 représente un instrument coudé, composé d'une canule B, dans laquelle glisse une tige T terminée par un fil de platine L, formant une lame fenêtrée (fig. 27). Les deux extrémités C, C' du fil sont en rapport avec deux tiges de cuivre isolées complétement, et se terminant par les appendices H, H', destinés à se monter sur les rhéophores d'un appareil électrique. Un anneau échancré A, mobile autour de la canule B, limite la course de la tige T, en arrêtant un petit tenon S.

Pour pratiquer une section du col, on fait rentrer la lame L dans le tube B, que l'on a recouvert d'un tube de caoutchouc fermé à l'une de ses extrémités, et portant une fenêtre pour laisser agir librement la lame L. On l'introduit ainsi jusque dans la vessie, et l'on retourne le bec en bas pour bien sentir la valvule. Dès que la communication est établie entre la pile et l'instrument, la lame L devient rouge blanc, et en la faisant sortir de la canule, on incise la valvule. Les expériences que j'ai faites m'ont prouvé qu'il est préférable d'avoir une lame L, faisant avec la tige un angle de 45 degrés.

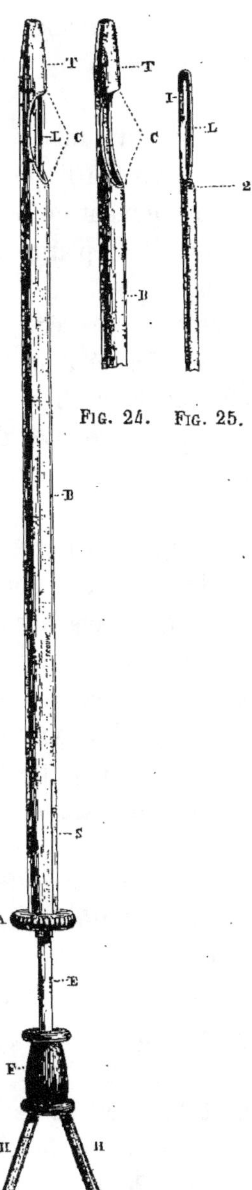

T
T
I
L
C
L
C
L
2
B
B
FIG. 24.   FIG. 25.
B
S
A
E
F
H   H
FIG. 23.

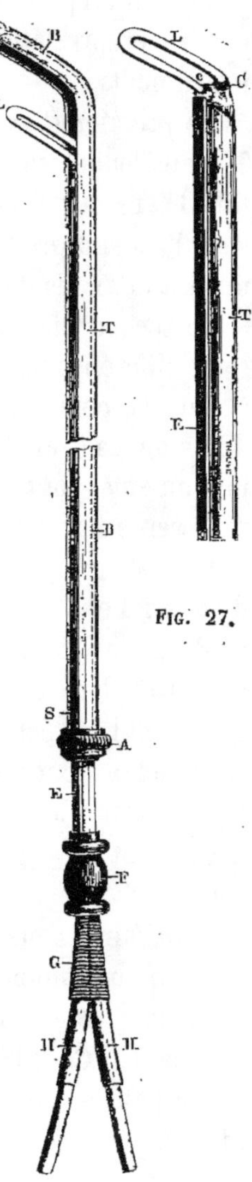

B
L
L
C
C
T
T
E
FIG. 27.
B
S
A
E
F
G
H   H
FIG. 26.

Pour pratiquer la section du col dans le cas de valvules musculaire et prostatique, j'ai encore fait fabriquer deux autres instruments.

Le premier (fig. 28, 29 et 30) se compose d'un tube coudé T, dans lequel se meut une tige B terminée par un fil de platine F, recourbé en forme de lame et complétement découvert dans l'échancrure C. Les deux extrémités du fil de platine sont unies à deux fils de cuivre complétement isolés.

Le second (fig. 31, 32 et 33) est semblable au précédent; la seule différence consiste dans le galvano-cautère, formé d'une lame à jour L, communiquant, en 1, avec la canule B, et en 2, avec une tige centrale complétement isolée de la canule. Ces deux instruments sont terminés exactement comme celui qui est représenté figure 23.

Pour s'en servir, on prend l'instrument tel qu'il est représenté figures 28 et 31. On le recouvre d'un tube de caoutchouc fenêtré vis-à-vis de l'échancrure C; on l'introduit jusque dans la vessie, et l'on explore le col avec le bec. On retire la tige B, de manière à laisser libre l'échancrure C, dans laquelle on place la portion du col que l'on veut sectionner. Tout étant ainsi disposé, on plonge la pile dans le bain; la lame devient rouge blanc, et en lui imprimant des mouvements de va-et-vient, on sectionne la valvule.

Pour faire la même opération, M. Trouvé a imaginé et fabriqué un instrument représenté figures 34 et 35. Il se compose d'un tube coudé T, fenêtré en G pour le passage d'un fil de platine F. Ce fil est fixé, d'une part à l'extrémité du tube T, et de l'autre à une tige de cuivre qui se termine par l'appendice H.

Cette tige est complétement isolée. Le tube T est en rapport avec l'appendice oblique H'. En imprimant des mouvements de va-et-vient à la tige E, on fait rentrer ou sortir le fil de platine. En montant les appendices H et H' sur les rhéophores d'une pile,

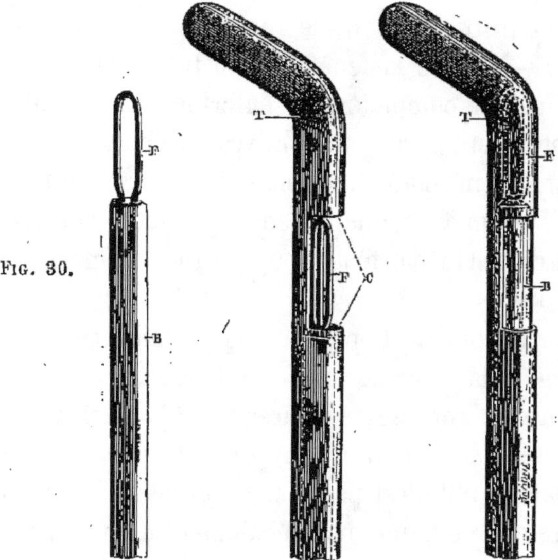
FIG. 30.
F
B
T
F C
FIG. 29.
T
F
B
FIG. 28.

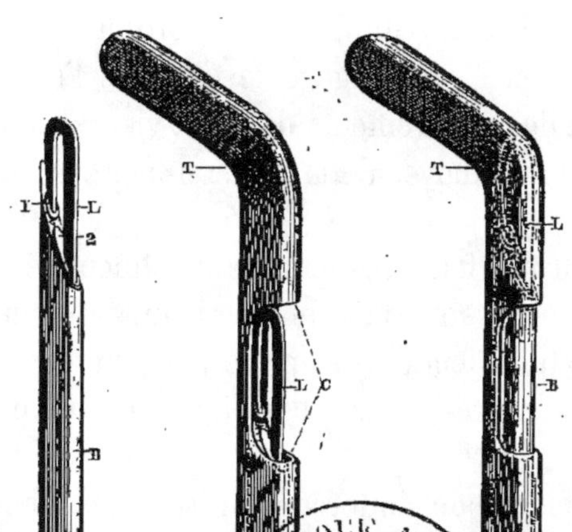
FIG. 33.
I L
2
B
T
L C
T
L
B
T
FIG. 32.
FIG. 31.

on peut élever la température du fil jusqu'au rouge blanc. Pour se servir de cet instrument, on le recouvre d'un tube de caoutchouc fendu vis-à-vis de la fenêtre G (la tige E étant repoussée, le fil de platine est complétement enfermé dans le tube T), on introduit l'instrument jusque dans la vessie. Quand tout est bien disposé, l'instrument étant mis en rapport avec une pile, on tire la tige E jusqu'à ce que le tenon S vienne butter contre l'anneau A. Le fil étant porté au rouge blanc, on incise la valvule en la cautérisant.

Pour inciser le col dans l'opération de la taille sous-pubienne, faite au moyen de la galvanocaustique thermique, j'ai fait fabriquer un instrument représenté figures 36, 37 et 38. Ce galvanocautère ne diffère de celui qui est représenté par les figures 31, 32, 33, que parce qu'il n'est pas coudé et que la lame L est plus longue (du reste cette lame peut également fonctionner dans le tube coudé). Quand on a ouvert la région musculeuse, on introduit cet instrument, recouvert d'un tube de caoutchouc, jusque dans la vessie, comme un lithotome ordinaire ; puis on retire le cathéter cannelé, on engage le col dans l'échancrure C, et en imprimant des mouvements de va-et-vient à la lame L portée au rouge blanc au moyen de la pile, on incise le col une ou plusieurs fois.

Afin de pouvoir faire cesser instantanément le courant électrique, M. Trouvé m'a fait un petit interrupteur représenté figure 39. Le tube fendu B se place sur l'un des appendices de mes galvano-cautères ; G est une tige qui se monte sur l'un des rhéophores.

Ces deux pièces de l'interrupteur sont de cuivre et séparées par un cylindre isolant E de caoutchouc durci. A, A' sont des lames d'argent en rapport avec la tige G ; il suffit de presser sur les lames D, D' de caoutchouc durci pour rapprocher les lames d'argent du tube B, et d'établir ainsi la continuité entre la tige G et le tube B, pour que le courant traverse l'appareil. En cessant la pression,

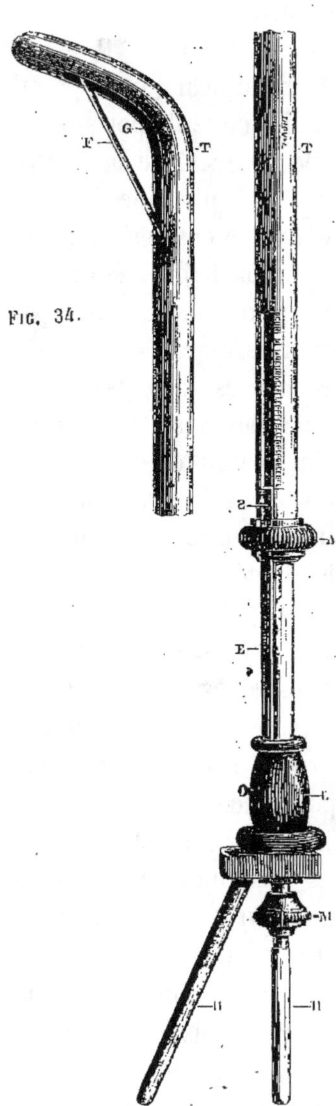

FIG. 34.

FIG. 35.

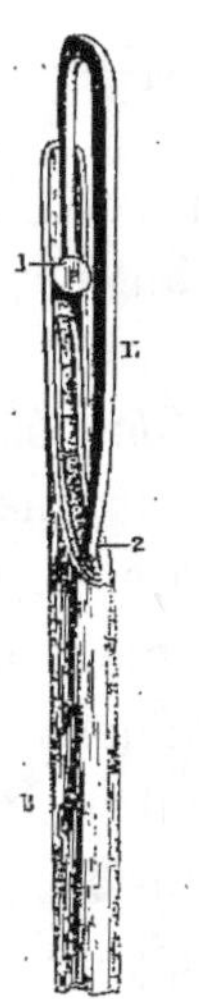

FIG. 36.

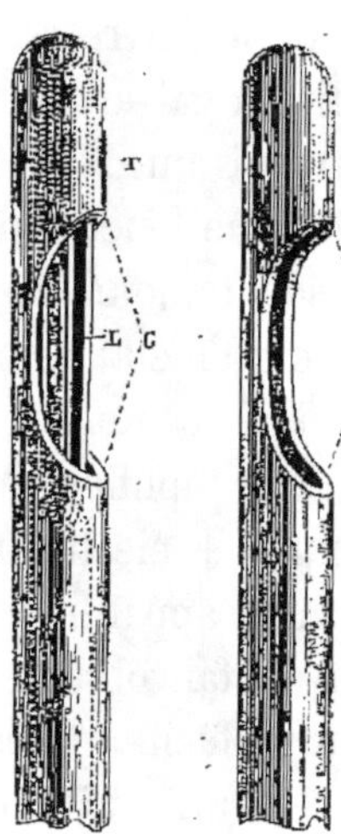

FIG. 37.

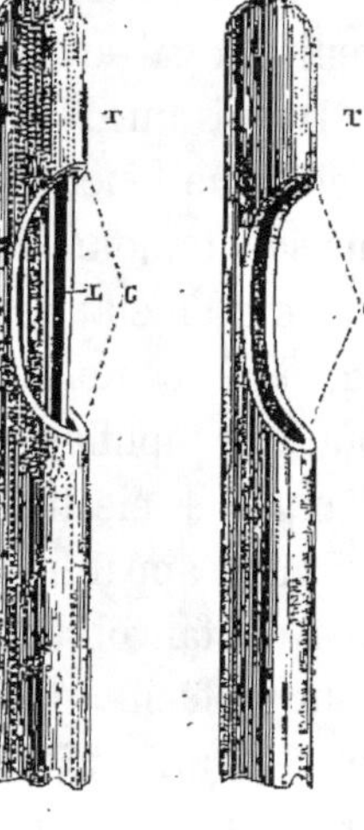

FIG. 38.

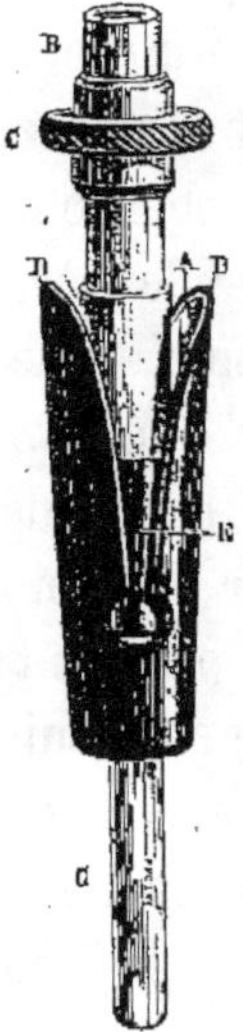

FIG. 39.

les lames d'argent s'écartent par leur élasticité, la continuité des pièces de cuivre est interrompue, et le courant ne peut plus parvenir au galvano-cautère.

Depuis que M. Grenet a doté l'arsenal chirurgical d'un appareil électrique fonctionnant au moyen du bichromate de potasse, je me suis toujours servi de sa pile; mais la nécessité de la mettre souvent en état de bien fonctionner, et la difficulté que j'éprouvais à l'exécuter moi-même, me faisaient vivement désirer qu'on pût la simplifier. M. Trouvé, un de nos plus habiles fabricants d'appareils électriques, que j'avais chargé du soin de faire réparer mon appareil, et auquel j'exprimais mes regrets à ce sujet, m'ayant fait observer qu'il suffirait de rendre les éléments mobiles pour en faciliter la réparation, je cherchai tout de suite comment on pourrait faire un appareil en tenant compte de ce nouveau principe. Après y avoir réfléchi quelque temps, je fis un modèle en carton, et je priai M. Trouvé de vouloir bien me faire une pile avec la disposition à laquelle je m'étais arrêté.

La figure 40 représente l'appareil fait d'après mon modèle. Il se compose d'une cage de caoutchouc durci, dans laquelle sont placés des charbons et des zincs en nombre égal, maintenus à distance par les règles supérieure et moyenne de la cage, qui sont divisées comme une crémaillère. Les zincs et les charbons sont tranchants à leur partie supérieure pour recevoir les contacts, comme on le voit dans la figure ci-jointe. Les contacts sont constitués par des pinces de cuivre très-élastiques et distancées entre elles par des tronçons de tubes de cuivre, le tout embroché sur une tige de cuivre et serré par deux écrous. Les rhéophores s'ajustent au moyen de pinces à coulant très-simples sur deux tiges en rapport avec les contacts. J'ai fait remplacer la caisse à air de la pile Grenet par un tube de caoutchouc percé de trous en face de deux ouvertures longitudinales taillées dans la plaque inférieure qui supporte tous les éléments.

M. Trouvé, poursuivant son idée première, réduisit cet appareil à sa plus simple expression, comme on peut le voir figure 41. La cage est formée uniquement par trois plaques de caoutchouc durci, dont l'une sert de base et les deux autres forment les mon-

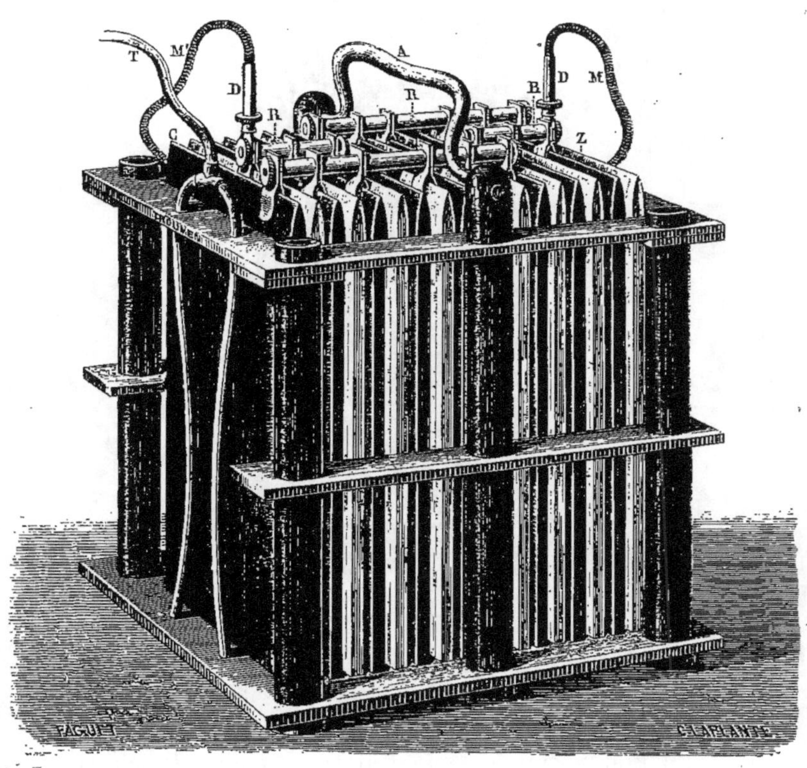

Fig. 40.

C, charbons ; — Z, zincs ; — R, R^i, R^{ii}, contacts mobiles ; — M, M^i, rhéophores ; — D, D$'$, pinces pour assujettir les rhéophores ; — T, tube insufflateur ; — A, poignée de la pile.

tants. Elles sont maintenues à la partie supérieure par la poignée même. L'écartement des éléments est obtenu très-simplement, au moyen de jarretières en caoutchouc, que l'on place en haut et de bas des charbons.

Ces jarretières de caoutchouc, en cas de choc violent, servent de coussins, et préviennent dans bien des cas la rupture des charbons.

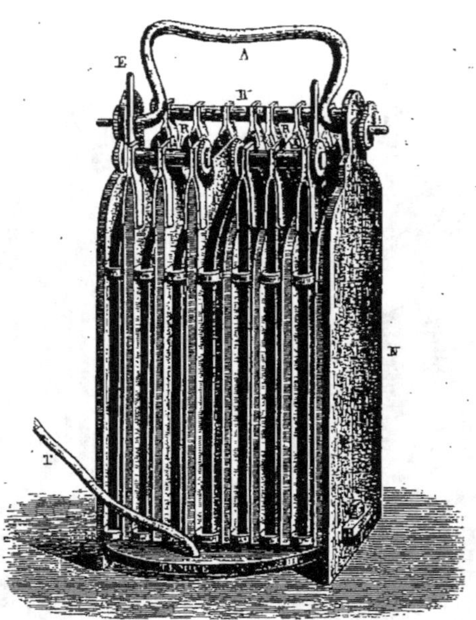

FIG. 41.

A, poignée de la pile ; — E, E′, tiges supportant les rhéophores ; — R, R′, R″, contacts mobiles ; — N, N′, plaques de caoutchouc formant la cage ; — T, tube insufflateur.

L'insufflation se fait également au moyen d'un tube de caoutchouc percé de trous.

A. Amussat fils.

1er août 1871.

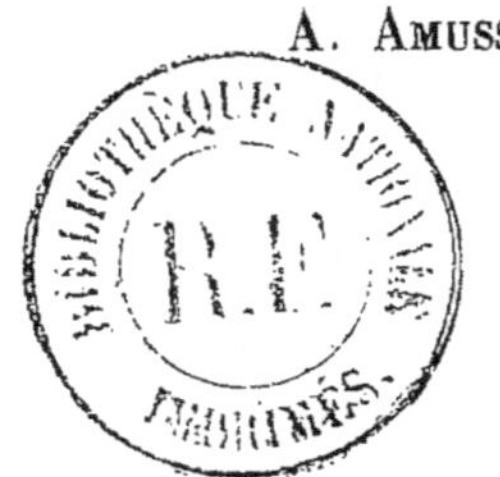

PARIS. — IMPRIMERIE DE E. MARTINET, RUE MIGNON, 2.

31